AF465928

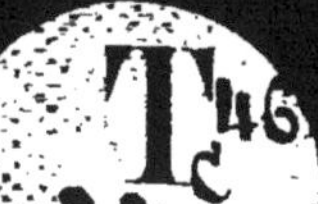

DE L'ÉTAT ACTUEL

DES

PRISONS CIVILES DE STRASBOURG

AU POINT DE VUE SANITAIRE ET MÉDICAL

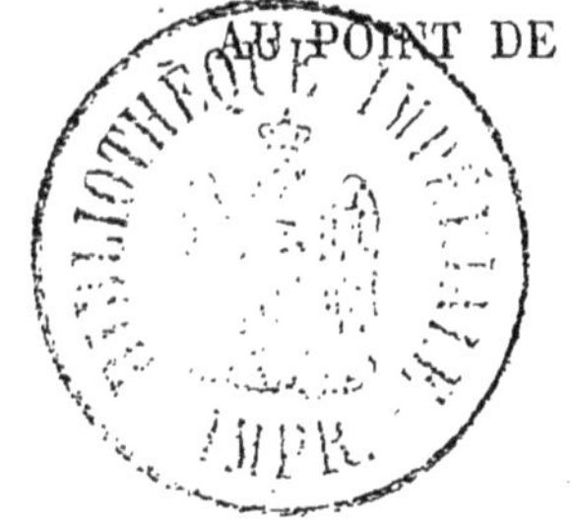

PAR

M. D'EGGS

MÉDECIN EN CHEF DES PRISONS CIVILES DE STRASBOURG

Justitiæ et clementiæ, securiori ac missiori reorum custodiæ.

Parùm est coercere improbos pœnâ, nisi probos efficias disciplinâ.

(*Inscription sur la façade de la prison Saint-Michel à Rome.*)

STRASBOURG

IMPRIMERIE DE G. SILBERMANN

1866

RAPPORT MÉDICO-LÉGAL SUR L'ÉTAT MENTAL DE LA FILLE MÉLANIE OTT, par M. le docteur DAGONET, médecin en chef de l'asile de Stephansfeld, professeur agrégé, membre correspondant de plusieurs Sociétés savantes, et par M. le docteur d'EGGS, médecin en chef des prisons civiles de Strasbourg, chevalier de la Légion d'Honneur. Imprimerie Martinet. 1855.

RELATION D'UNE NÉVROSE CONVULSIVE ÉPIDÉMIQUE, observée à l'École normale des instituteurs primaires à Strasbourg, par M. le docteur D'EGGS. Imprimerie de G. Silbermann. Strasbourg, 1860.

AVERTISSEMENT.

Il y a vingt-cinq ans, M. le docteur Marchal fit paraître une Notice sur les prisons civiles de Strasbourg[1], dont il était le médecin en chef. Il avait pour but de faire connaître la situation exacte de ces établissements et d'indiquer les améliorations successivement apportées à leur régime antérieur, surtout au point de vue du service médical.

Adjoint à M. Marchal en 1842, et appelé à lui succéder en 1855, je voudrais, à mon tour, retracer rapidement les nouveaux changements qui se sont produits dans nos prisons, depuis l'époque à laquelle s'est arrêté mon prédécesseur jusqu'à ce jour, et en constater l'influence sur l'état sanitaire des détenus.

Ces documents statistiques, rigoureusement contrôlés, permettront de juger si la maison de correction, qui est la plus importante et qui renferme seule les infirmeries, est réellement insalubre, ainsi qu'on l'a cru longtemps, ou si, au contraire, l'administration supérieure a bien fait de renoncer au projet qu'elle avait formé, il y a quelques années, de l'abandonner entièrement pour la reconstruire, à grands frais, sur un autre emplacement, considéré comme plus favorable à la santé des prisonniers.

Tel est l'objet de ce petit écrit, qui se divise naturellement en deux parties.

Dans l'une, après avoir assigné la place que les prisons

[1] Strasbourg, imprimerie Heitz, 1841.

de Strasbourg occupent dans l'organisation actuelle des établissements pénitentiaires de l'empire, j'examinerai successivement ce qui concerne l'administration, les bâtiments, la population, le système économique, le régime alimentaire, la lingerie et le vestiaire, le chauffage et l'éclairage, le service de propreté, le travail, la discipline, l'instruction morale et religieuse; en un mot, tous les services autres que le service médical.

La seconde partie embrasse, au contraire, tout ce qui intéresse plus particulièrement la santé des détenus, c'est-à-dire l'hygiène et le traitement des malades.

J'aurai du reste occasion de montrer, dans le cours de ces notes, que le département a pris souvent d'heureuses initiatives en ce qui concerne l'amélioration des prisons. Si j'avais d'ailleurs à expliquer, à un point de vue plus général, la présente publication, je ferais remarquer que la question pénitentiaire est pour ainsi dire constamment à l'ordre du jour, parce qu'elle se rattache aux plus grands intérêts matériels et moraux de la société. Dernièrement encore elle donnait lieu à une discussion animée au sein du Corps législatif, et la presse quotidienne applaudissait, sans réserve et sans distinction de parti, à une auguste sollicitude qui a fait prononcer à la Roquette la suppression du régime cellulaire pour les jeunes détenus. Il me sera peut-être permis d'aborder à mon tour quelques-uns des problèmes que cette question soulève.

DE L'ÉTAT ACTUEL

DES

PRISONS CIVILES DE STRASBOURG

AU POINT DE VUE SANITAIRE ET MÉDICAL

PREMIÈRE PARTIE.

PRISONS EN GÉNÉRAL.

Tout individu non encore jugé doit être réputé innocent. L'emprisonnement préventif a donc pour unique but de s'assurer de la personne de l'inculpé. Il doit par conséquent différer essentiellement de l'emprisonnement d'un condamné, c'est-à-dire de l'emprisonnement considéré comme peine. Celui-ci à son tour doit varier suivant la nature de la condamnation prononcée. On comprend, en effet, qu'on ne saurait confondre, dans une même prison et sous un même régime, un condamné pour simple contravention ou délit avec un condamné pour crime.

Il y a de même en France des prisons distinctes pour les militaires, les marins ou personnes assimilées; nous ne nous occuperons ici que des prisons civiles proprement dites, c'est-à-dire ressortissant au Ministère de l'Intérieur.

CHAPITRE PREMIER.

DIVERSES ESPÈCES DE PRISONS CIVILES.

Les prisons civiles comprennent aujourd'hui une direction dont le chef porte le titre de *Directeur de l'administration des prisons et établissements pénitentiaires.*

Elles sont connues, suivant leur distinction, sous les noms divers de *Maison centrale*, *Pénitentier agricole*, *Établissement d'éducation correctionnel* et *Prisons départementales*. Ces dernières, aussi appelées *Maison d'arrêt, de Justice et de Correction,* sont les seules dont nous ayons à nous occuper ici.

A Strasbourg nous avons deux prisons départementales, placées aux extrémités opposées de la ville. L'une, qui est Maison d'arrêt et de justice, a été bâtie il y a environ quarante-cinq ans derrière le Palais-de-Justice, avec lequel elle communique au moyen d'un chemin souterrain; l'autre, qui est improprement appelée Maison de force ou de détention (*Raspelhaus*[1]), est une Maison de correction établie dans une ancienne commanderie de Saint-Jean-de-Jérusalem, près des Ponts-Couverts. Elle est la propriété de la ville, mais le département l'a louée pour quatre-vingt-dix-neuf ans, moyennant un loyer annuel de 800 fr.

C'est la Maison de correction qui, étant la plus importante et la plus vaste, contient non-seulement les locaux exigés par les services intérieurs, comme la cuisine des détenus, la buanderie, les magasins de lingerie et de vestiaire, les salles d'infirmerie et leurs accessoires, mais encore certains autres locaux nécessaires aux services admi-

[1] Du mot *raspeln*, limer, parce que les détenus étaient astreints à limer du bois du Brésil.

nistratifs, tels que le logement du directeur et de l'aumônier catholique, le bureau de la comptabilité, la salle de la Commission de surveillance. Il est également à remarquer que la répartition des diverses catégories de détenus entre les deux prisons n'est plus ce qu'elle était à l'époque où M. le docteur Marchal a publié son intéressante brochure.

CHAPITRE II.

ADMINISTRATION, GARDE ET SURVEILLANCE DES PRISONS.

Depuis l'année 1831, à laquelle se réfère constamment mon prédécesseur, le règlement particulier de nos prisons a été abrogé par un règlement général, qui établit en principe pour toutes les prisons de France un système uniforme, mais qui toutefois n'a été complétement réalisé dans la pratique qu'à partir de l'année 1856.

Alors seulement les dépenses des prisons ont été centralisées et mises à la charge du Ministère de l'Intérieur, à l'exception des frais de construction et d'entretien des bâtiments, qui continuent à être supportés par chaque département.

Voici donc quelle est aujourd'hui l'organisation de nos prisons départementales, d'après un décret du 12 août 1856.

CHAPITRE III.

DE LA COMMISSION DE SURVEILLANCE.

Le décret[1] n'ayant pas parlé de la Commission de surveillance des prisons, il en résulte que ses attributions con-

[1] Dans cette partie tout administrative, j'ai usé largement des bons offices de notre estimable directeur des prisons, M. Raulin, docteur en droit. Qu'il veuille bien agréer tous mes remercîments.

tinuent à être régies par les règlements antérieurs et notamment par celui du 30 octobre 1841. Ainsi que l'indique son nom, elle n'a point de fonction administrative, mais elle est appelée à contrôler tous les services, à donner son avis sur la fixation des tarifs pour la location des effets dits *de pistole* et pour la vente des aliments dits *de cantine*, sur la préparation des règlements particuliers à chaque prison, sur les propositions de grâce et de remise des peines faites à l'occasion de la fête de l'Empereur etc. etc.

Depuis le décret de 1852, sur la décentralisation administrative, c'est le Préfet qui nomme les membres de la Commission de surveillance au nombre de neuf à Strasbourg.

Outre ce fonctionnaire, qui en est le président né, elle a encore deux membres de droit : le Président du tribunal civil et le Procureur impérial. La Commission élit dans son sein un vice-président et un secrétaire. Elle tient une séance, chaque premier lundi du mois, à la Maison de correction. Un membre est plus spécialement délégué pour visiter, dans l'intervalle d'une séance à une autre, les prisonniers des deux maisons, et ses observations sont consignées sur un registre spécial.

CHAPITRE IV.

DU DIRECTEUR.

Ce fonctionnaire est maintenant nommé par le Ministre de l'Intérieur, et chargé, sous l'autorité du Préfet, d'administrer les prisons du chef-lieu et de diriger les services économiques non-seulement dans les prisons de l'arrondissement, mais encore dans les chambres et dépôts de sûreté placés dans chaque brigade de gendarmerie. A cet effet il inspecte tous ces établissements au moins deux fois par an et plus souvent si cela est nécessaire; il consigne ses observations, sur toutes les branches du service, dans un rapport d'ensemble, dont une expédition est adressée au Préfet et une autre au Ministre de l'Intérieur. Il prépare les marchés et cahiers des charges, contrôle les opérations de recette et de dépense, en vérifie le règlement et la liquidation, surveille la comptabilité, espèces et matières, examine la correspondance des détenus, tant à l'arrivée qu'au départ, ordonne le classement dans les ateliers, statue sur les punitions etc. etc.; en un mot, son action s'étend à toutes les parties du service et tous les employés lui sont subordonnés et doivent lui obéir.

CHAPITRE V.

DES MÉDECINS.

Le service de santé est confié à un médecin en chef et à un médecin adjoint, tous deux nommés par le Préfet.

Les règlements exigent qu'une visite du médecin soit faite chaque jour dans les prisons, et ses prescriptions seront données par écrit. Le médecin visite au moins tous les quinze jours les ateliers, dortoirs, les lieux de punition ; il émet son avis sur le classement et le déclassement des détenus dans les ateliers, il goûte le pain et les autres aliments etc. etc.; enfin il fournit à l'administration les renseignements qui lui sont demandés, notamment sur la santé des jeunes détenus à envoyer dans les pénitentiers agricoles, sur les détenus aliénés etc. etc.

CHAPITRE VI.

DE L'INSTITUTEUR.

Nous avions, il y a peu d'années, un instituteur chargé

de donner des leçons de lecture, d'écriture, de calcul et de chant aux jeunes détenus du sexe masculin, qui formaient alors une portion importante de la population de la Maison de correction, sous le nom de *quartier d'éducation correctionnelle*.

Mais ce quartier ayant été supprimé, comme nous l'expliquerons plus loin, on a également supprimé l'emploi d'instituteur.

Aujourd'hui que ces enfants sont envoyés, aussitôt après leur jugement, dans une colonie agricole, un gardien, présentant toutes les garanties de moralité désirables, suffit pour leur donner des leçons pendant leur court séjour dans la Maison de correction.

Quant aux jeunes filles, elles reçoivent, suivant le culte auquel elles appartiennent, les leçons élémentaires de la part d'une surveillante religieuse ou d'une dame protestante spécialement autorisée à cet effet.

CHAPITRE VII.

DU SERVICE DE GARDE ET DE SURVEILLANCE.

Trop longtemps on n'avait demandé aux agents du service de garde et de surveillance que d'empêcher les détenus de s'évader, sans s'inquiéter de la partie morale de leurs fonctions; mais aujourd'hui on exige d'eux des conditions rigoureuses d'âge, d'aptitude et de moralité; par contre, on a amélioré d'une manière très-sensible leur sort matériel en leur faisant espérer un avancement pécuniaire et hiérarchique.

En général, ce sont d'anciens militaires, souvent des sous-officiers médaillés, quelquefois décorés, qui sont nommés à ces emplois, après examen, par le Directeur, dont l'avis motivé est transmis au Préfet et au Ministre lui-même.

CHAPITRE VIII.

DU GARDIEN CHEF.

Le gardien chef ne peut être nommé, à moins d'une dispense du Ministre, avant trente ans et après quarante ans. Il doit savoir lire, écrire et compter, parce qu'il est chargé des registres d'écrou, et même de la comptabilité s'il n'y a pas d'agent comptable, comme à la Maison d'arrêt et de justice. Tous les gardiens sont placés indistinctement sous ses ordres en sa qualité de chef de la sûreté intérieure et extérieure.

CHAPITRE IX.

DU PORTIER.

Cet agent ne peut être nommé avant vingt-cinq ans ni après quarante ans. Il doit aussi savoir lire et écrire. Ses fonctions sont suffisamment indiquées par son titre.

CHAPITRE X.

DES GARDIENS ORDINAIRES.

Mêmes conditions d'âge et de capacité. Au nombre de cinq dans la Maison de correction et de trois à la Maison de justice, ils ne sont plus aujourd'hui chargés que de la garde des hommes. Auxiliaires indispensables de l'administration, ils veillent au maintien de l'ordre, de la discipline et de la propreté; la police des ateliers, dortoirs, réfectoires et préaux leur appartient etc. etc.

CHAPITRE XI.

DES SURVEILLANTES.

Dès 1837 nos deux prisons ont eu des surveillantes religieuses de l'ordre de Saint-Vincent-de-Paule. Elles sont aujourd'hui au nombre de six, sans compter une septième religieuse chargée de la lingerie. Outre la garde des femmes, elles donnent, sous la direction des médecins, leurs soins à nos infirmeries, distribuent les vivres et les médicaments, veillent les malades nuit et jour, et, sous l'autorité de l'aumônier, elles concourent à l'instruction morale et religieuse des femmes de leur culte.

CHAPITRE XII.

DES PROHIBITIONS IMPOSÉES AUX AGENTS DES PRISONS ET DES AVANTAGES QUI LEUR SONT ASSURÉS.

Personne n'ignore les nombreux abus qui existaient autrefois dans les prisons départementales. Mal payés, les préposés ne craignaient pas de faire des bénéfices illicites. L'administration supérieure avait tenté de mettre un terme à ces abus, qui cessèrent surtout sous l'influence d'un décret de 1852, qui améliora très-sensiblement la position des agents subalternes des prisons. Autrefois le minimum du traitement pour le gardien chef était de 600 fr., et de 400 fr. pour les gardiens ordinaires, tandis qu'il est aujourd'hui de 1000 fr. pour le premier et de 700 fr. pour les seconds; ces chiffres, comme maximum, peuvent être portés à 1800 et 1200 fr.; outre ces avantages de création récente, ces agents reçoivent gratuitement de l'État un uniforme très-convenable, qui n'est pas sans bonne influence dans l'exercice de leurs fonctions.

CHAPITRE XIII.

DES BATIMENTS ET DE LEUR AMÉLIORATION SUCCESSIVE DEPUIS 1841.

Avant d'indiquer avec quelques détails les changements apportés dans la distribution intérieure de nos prisons, il ne sera pas sans intérêt de dire un mot sur une question qui, autrefois, passionna vivement l'opinion publique, et qui, bien que résolue définitivement par le gouvernement, soulève encore aujourd'hui de nombreuses controverses. Je veux parler du système cellulaire.

On ferait une bibliothèque entière avec les innombrables écrits, pour ou contre la cellule, qui ont vu le jour depuis une cinquantaine d'années, tant en Europe que dans le Nouveau-Monde.

C'est à l'Amérique que l'on doit la première expérience de l'isolement absolu ; c'est le système connu sous le nom de *Pennsylvanien*, par opposition au système *Auburnien*, parce que la prison d'Auburn, bâtie en 1816 dans l'État de New-York, n'admit l'isolement que pendant la nuit, et le travail en commun pendant le jour. Bientôt naquit un troisième système par la transformation du premier : le pénitentier de Cherryhill avait des visiteurs officiels et le travail dans la cellule elle-même. C'est ce dernier qui obtint la préférence dans un grand nombre de pays, surtout en France, où ses partisans ne manquèrent pas de l'appeler système français, parce qu'ils prétendaient l'avoir perfectionné par leurs théories. Ce fut alors une véritable monomanie ; chacun présentait son perfectionnement ; la cellule fut considérée comme une panacée universelle, qui devait infailliblement amener la diminution progressive des crimes et délits, en empêchant les récidives; en un mot, l'isolement devait régénérer l'homme déchu. Qui tenait ce langage? étaient-ce des utopistes? nullement. C'étaient des hommes éminents dans la science, dans la politique, dans l'administration, comme MM. de Tocqueville, de Baumont, Demetz etc., c'était le gouvernement lui-même, qui, par une circulaire du 2 octobre 1836, prescrivait le système cellulaire pour toutes les nouvelles Maisons d'arrêt et de justice, qui, en 1840, présentait aux Chambres un premier projet de loi, appliquant ce même système aux prévenus et aux accusés, qui en présentait un nouveau pour étendre l'emprisonnement individuel de jour et de nuit à toutes les prisons et à toutes les catégories d'individus; c'étaient enfin les Conseils généraux, dont 55 sur 86 votaient pour la séparation continue, 15 pour la séparation de nuit seulement, 1 pour le *statu quo*, tandis que les 15 autres n'exprimaient aucune opinion.

Le département du Bas-Rhin fut de ceux qui eurent la sagesse de ne point céder à l'engouement général.

Dans un remarquable rapport au Conseil départemental, le Préfet, M. Sers, démontre que si de trop réels abus existaient dans la plupart des prisons, ce n'était ni la loi ni les règlements en vigueur qu'il fallait accuser, mais seulement leur inexécution.

« Les dispositions du Code, dit-il, des lois antérieures non « abrogées, l'ordonnance du 19 avril 1819, ont suffi pour « fonder à Strasbourg l'œuvre d'une réforme satisfaisante.

« Vingt années de travail, de persévérance et d'écono- « mie ont présidé à l'organisation que vous trouverez dans « les prisons de notre ville; vous jugerez s'il est de l'inté-

« rêt bien entendu de préférer à des dispositions déjà con-« sacrées par le temps et qui portent leur fruit, un système « *nouveau* qui exigerait des constructions longues et dis-« pendieuses, et qui n'aurait à opposer qu'une expérience « encore incertaine à une expérience acquise; il ajoutait que « pour les neuf dixièmes au moins de la population des « prisons la vie en commun est sans danger, et qu'au pis « aller l'isolement ne devait y atteindre qu'un dixième, s'il « était bien avéré qu'il fût l'unique remède au mal dont on « poursuit la réforme. »

Même langage de la part du rapporteur du Conseil général. Après avoir, à son tour, fait honneur à la ville de Strasbourg de son heureuse initiative pour la réforme des prisons, et félicité la Commission de surveillance et le Directeur, M. Pitois, il n'hésita pas à se prononcer contre l'isolement absolu, et il n'admit la séparation de nuit que dans les prisons où la localité s'y prête et où elle n'occasionne pas de dépenses trop considérables; « il exige, en « outre, que la séparation soit entourée de toutes les précau-« tions nécessaires pour empêcher les actes arbitraires, qui, « dans ce système, sont plus à craindre, au détriment des « prisonniers, que dans le système de la vie en commun. »

C'était parler d'or, et le Conseil général se rallia à ces sages conclusions.

Dans la session de 1840, le Préfet, obligé, par ordre ministériel, de remettre au Conseil général un projet de reconstruction pour la prison de Saverne d'après le système cellulaire, ne cache pas « qu'il éprouve un véritable embar-« ras à proposer de détruire ce qui est, pour créer du nou-« veau, parce que, si les théories sont belles, on ne peut « guère, sans une grande expérience des faits, accepter de « nouvelles idées qui nécessitent de fortes dépenses. »

De son côté, le rapport du Conseil général constate « qu'avant d'adopter le système cellulaire, il faudrait pro-« céder à la révision du Code pénal, » et, rappelant les progrès réalisés dans les prisons de Strasbourg, il propose de réitérer le vœu, déjà émis dans la session de 1838, contre l'établissement immédiat de ce régime, ce qui fut adopté.

Le Préfet alors indique un système mixte, qui devait finir, après quelques années et sous un autre gouvernement, par être adopté. « Lorsque, dit-il, deux systèmes sont en « présence, l'on peut être sûr que la vérité complète n'est « nulle part, mais que dans les deux systèmes hostiles il y a « des côtés applicables; le système cellulaire veut empêcher « la gangrène morale de se communiquer, conserver et dé-« velopper dans les cœurs faibles, mais nullement flétris, les « germes du bien, la possibilité du repentir; que veut le « système de la détention en commun? conserver, au sein « de la prison même, l'image de la vie civile, habituer les « détenus au régime d'une loi, d'une règle, et placer l'ac-« tion de cette loi autre part que dans les barreaux et les « verrous du cachot solitaire, permettre au prisonnier la « vue de ses semblables à défaut de la famille, et ne point « aggraver la peine, en livrant le coupable à une mélan-« colie dont la torture n'est pas dans les intentions du lé-« gislateur.

« Si tel est l'état de la question, il faut laisser vivre de la « vie en commun les prisonniers dont le contact présente « peu ou point de danger; il faut, au contraire, séquestrer « les naturels pervers, et cloîtrer dans la cage cellulaire ces « êtres qui ne portent de l'homme que le nom et qui ont tous « les instincts de la bête féroce; en d'autres termes, il faut, « dans chaque prison, un quartier cellulaire plus ou moins « étendu, mais ne point bouleverser le régime économique

« des prisons actuellement existantes, pour obtenir un ré« sultat incertain en fait d'amélioration morale. »

Ces considérations, d'une haute élévation, méritaient assurément de trouver un écho dans le sein du Conseil général, et après une discussion développée sur le mérite et les inconvénients de l'emprisonnement individuel, cette assemblée fut d'avis de ne l'appliquer qu'avec de sages restrictions.

A l'exemple de notre département, un grand nombre de bons esprits repoussèrent de toutes leurs forces un système que le gouvernement, encore en 1849, continuait à imposer d'une manière générale et uniforme. Parmi les adversaires de la cellule il convient de citer deux ministres, MM. Léon Faucher et Odillon-Barrot, des économistes, MM. Volowski et Carnot, des inspecteurs généraux des prisons, MM. de la Ville-de-Mirmont, Martin Deslandes, Lucas, Diey, Jaillant, Lohmeyer, Léon Vidal, des médecins, l'illustre Ferrus, MM. Vingtrinier, Desbois, Coindet, Londe, Lélut, Piétra-Santa, Lepelletier, Beilarger, Postel etc. etc. Leur critique se résume en quelques mots : suivant eux, le système cellulaire, qui chez des reclus volontaires peut produire l'amélioration morale, n'enfante au contraire que l'endurcissement chez le détenu auquel il est imposé. Il est essentiellement contraire aux instincts de sociabilité des Français, il renverse toute l'économie de nos Codes, en rendant toutes les peines égales par un égal isolement; il empêche l'influence du culte, qui ne peut véritablement s'exercer dans la cellule; il s'oppose à l'action bienfaisante du travail, qui ne peut s'apprendre et se développer qu'en commun; de plus, il est souverainement nuisible à la santé, il favorise l'anémie, les scrofules, l'hystérie, l'épilepsie, l'aliénation mentale, le suicide etc. etc.;

enfin, ce système entraîne d'énormes dépenses, que l'architecte du département, pour nos cinq prisons, portait à la somme de 1,400,000 fr. [1]

Aussi qu'est-il arrivé? C'est que le pays où les systèmes d'isolement absolu ont pris naissance, l'Amérique du Nord, les a tellement modifiés et adoucis, que, suivant la remarque de M. l'Inspecteur général Léon Vidal, ils ne sont plus que les ombres d'eux-mêmes. Pareille réduction a eu lieu en Allemagne, en Suisse, en Belgique et surtout en France.

CHAPITRE XIV.

APPROPRIATIONS EXÉCUTÉES DANS LA MAISON D'ARRÊT ET DE JUSTICE.

Tant que le gouvernement n'avait pas adopté un système définitif pour la construction et l'amélioration des prisons, les départements n'avaient pu réaliser les améliorations dont le besoin se faisait sentir. C'est ainsi que le nôtre ne put effectuer qu'en 1853 une réforme depuis longtemps demandée par la justice, à savoir la construction d'un quartier pour les femmes prévenues, dans la Maison d'arrêt. Jusqu'alors elles étaient envoyées à la Maison de correction, où, confondues avec les condamnées, elles étaient en outre fort éloignées du cabinet du juge d'instruction. On comprend combien il était pénible pour elles de traverser toute la ville, exposées aux insultes d'une population oisive et souvent hostile. Aujourd'hui hommes et femmes sont transférés d'une maison à l'autre en voiture, au compte du Ministère de l'Intérieur. Nous ne manquerons pas de faire observer que cette dernière amélioration est due à la de-

[1] *Délibérations*, session de 1840, p. 45.

mande de la Commission de surveillance. Les avocats, qui n'avaient aucun local spécial pour conférer avec leurs clients, possèdent actuellement l'ancien bureau du gardien-chef, pour lequel on a construit un nouveau greffe dans de meilleures conditions d'hygiène. Un quartier d'isolement a été créé pour les femmes jugées dignes d'une bienveillance particulière. Le préau a été agrandi, et, enfin, un nouveau parloir a été construit pour le sexe féminin. Quant au quartier des hommes, les principales améliorations qu'il a reçues sont : le percement d'une porte du quartier cellulaire donnant sur le préau, avec grille en fer pour en faciliter l'aération, et l'établissement d'appareils de chauffage dans deux cellules destinées aux individus qui sont l'objet de la part de la justice d'une *interdiction de communiquer*.

CHAPITRE XV.

APPROPRIATION DANS LA MAISON DE CORRECTION.

Nous mentionnerons d'abord la reconstruction des cachots, insalubres autrefois, et offrant aujourd'hui toutes les conditions réclamées par l'hygiène, la création de cinq cellules pour les condamnés qu'il y aurait nécessité ou convenance de séparer ; elles sont planchéiées, munies d'un lit de camp et d'un appareil de chauffage, combiné de manière à éviter tout danger d'incendie, d'asphyxie et, autant que possible, de strangulation.

Depuis longtemps les lieux d'aisance dans le quartier des hommes étaient l'objet de plaintes très-fondées ; non-seulement ils répandaient une odeur infecte, intolérable en été, mais encore ils facilitaient des rapports qu'il était de la plus grande importance de rompre à tout jamais. Les fosses maçonnées sont remplacées aujourd'hui par le système de tonnes mobiles, placées dans l'épaisseur des murs, de manière à rejeter la mauvaise odeur à l'extérieur, et pouvant être vidées plusieurs fois chaque jour.

Il a été fait une meilleure distribution des pièces du quartier des femmes, notamment pour les jeunes filles et les femmes nourrices; enfin, le logement du gardien-chef et celui du portier, humides par suite d'infiltration de salpêtre, ont été mis en parfait état. Je ne dois pas oublier non plus de mentionner les constructions que l'entreprise[1] des prisons a été autorisée à faire pour améliorer les services économiques qui lui sont confiés. Un nouveau fourneau de cuisine a été installé pour la substitution de la houille au bois de chauffage, de manière que les aliments des détenus cuisent mieux, plus promptement et plus économiquement.

Dès 1852, à la suite de plaintes sur la qualité du pain, surtout au point de vue de la manutention et de la cuisson, le Conseil général avait demandé qu'il fût fabriqué dans la maison elle-même, en faisant observer avec raison que la vérification de la farine est plus facile que celle du pain, par la constatation de la quantité de gluten qu'elle renferme.

Cette amélioration a été réalisée par l'entrepreneur depuis quelques années; enfin, un nouveau système de lessive et de séchage a été introduit, et cette opération a mérité d'être imitée par d'autres administrations publiques et privées de Strasbourg.

Outre les appropriations spéciales à chacune des deux prisons, il convient de mentionner un récrépissage général qui a été exécuté de 1862 à 1865 sur la façade de l'un et de l'autre établissement, tant à l'extérieur qu'à l'intérieur,

[1] Voir dans le chapitre suivant ce qu'on entend par l'entreprise des prisons.

en vertu des crédits départementaux. De son côté, l'entrepreneur est tenu de faire blanchir tous les ans, au lait de chaux, toutes les localités des prisons où ce procédé peut être utilement employé; enfin, pour tenir lieu des murs de ronde, qui font défaut dans l'une comme dans l'autre maison, on a élevé, dans le préau des hommes de la Maison d'arrêt, de petits murs qui empêchent les détenus d'arriver jusqu'aux angles des murs extérieurs; à la Maison de correction, une barrière en bois remplit le même but.

Telles sont les améliorations qui ont été successivement apportées à nos prisons pour les rapprocher autant que possible des conditions exigées par le programme ministériel; aujourd'hui, elles laissent peu à désirer au point de vue des services intérieurs et des besoins de l'administration. Il n'en est pas de même sous le rapport de la détention. Si à la Maison de correction, qui est très-vaste, on est parvenu, au moyen des appropriations que je viens de relater, à séparer les différentes catégories de prisonniers d'une manière à peu près complète, cette séparation n'a pas lieu, entre les prévenus et les accusés d'une part et les condamnés d'autre part, à la Maison d'arrêt, qui est exiguë et peu susceptible d'agrandissement. Cette dernière est seule pourvue d'un mur d'enceinte, tandis que l'autre maison en est privée, et, loin d'être isolée de tout bâtiment, elle renferme pour ainsi dire la halle-au-blé dans son enceinte, ce qui présente de graves inconvénients.

Il est une dernière mesure à prendre, ce serait la suppression du dépôt municipal, vulgairement appelé *violon*, établi, depuis quelques années, à la Maison d'arrêt. On comprend qu'il est fâcheux de confondre un individu qui n'a commis qu'une simple contravention de police avec les détenus ordinaires.

CHAPITRE XVI.

DE LA POPULATION DES PRISONS.

La question des bâtiments conduit naturellement à examiner celle qui se rattache à la population, c'est-à-dire à leur destination, au nombre des prisonniers qu'ils renferment habituellement, aux causes qui influent sur l'augmentation ou la diminution de cette population etc. etc.

CHAPITRE XVII.

DE LA DESTINATION ACTUELLE DE NOS DEUX PRISONS.

La Maison d'arrêt et de justice, conformément à sa destination légale, renferme la catégorie des détenus suivants:

1° Les prévenus et les accusés, c'est-à-dire les individus non encore jugés, qui doivent passer en police correctionne ou devant les assises;

2° Les condamnés correctionnels et criminels qui attendent leur transfèrement au Bagne, dans une Colonie pénitentiaire ou dans des Maisons centrales;

3° Les passagers civils de toute catégorie, libérés à expulser ou à transférer au Dépôt de mendicité à Hœrdt, individus à conduire dans leurs foyers ou devant un autre tribunal;

4° Les inculpés adultes, à défaut de prison municipale, jusqu'à leur interrogation.

Elle devrait renfermer en outre:

5° Les jeunes détenus;

6° Les détenus pour dettes en matière criminelle, correctionnelle et de police;

7° Les détenus pour dettes en matière civile et commerciale et les faillis;

8° Les passagers militaires.

Mais l'exiguité de la Maison d'arrêt n'a pas permis d'y placer les jeunes détenus, ni les détenus pour dettes, chacune de ces catégories demandant un quartier distinct ou des chambres communes, qui n'existent qu'à la Maison de correction. Quant aux passagers militaires, ils ont une prison spéciale à la citadelle de Strasbourg.

La Maison de correction renferme donc, d'abord comme population normale : 1° les condamnés à un an et au-dessous; puis exceptionnellement, 2° les condamnés à plus d'un an, autorisés par une décision spéciale du Ministre; ensuite, à défaut de place dans la Maison d'arrêt et de justice, 3° les jeunes détenus; 4° les détenus pour dettes des deux catégories indiquées plus haut; 5° les détenus malades à quelque catégorie qu'ils appartiennent, dès qu'ils doivent garder le lit;

Enfin, d'après la circulaire ministérielle du 10 mai 1861, 6° les femmes prêtes à accoucher ou mères d'enfants âgés de moins de trois ans, quelle que soit également leur situation légale.

Voyons à quel effectif ont monté ces diverses catégories de détenus dans l'une et l'autre maison, depuis l'époque à laquelle s'arrêtent les recherches de mon prédécesseur. Le nombre moyen de la population des deux prisons, depuis 1841 à 1865, est de :

Années.	Moyennes.	Années.	Moyennes.
1841 —	290	1847 —	445
1842 —	334	1848 —	371
1843 —	428	1849 —	360
1844 —	359	1850 —	386
1845 —	294	1851 —	463
1846 —	365	1852 —	575

Années.	Moyennes.
1853	— 589
1854	— 622
1855	— 533
1856	— 556
1857	— 477
1858	— 437
1859	— 320

Années.	Moyennes.
1860	— 281
1861	— 263
1862	— 264
1863	— 233
1864	— 260
1865	— 253

De même que M. Marchal a indiqué en bloc, pour les deux prisons, la moyenne de 1821 à 1840, je suis également obligé de confondre ensemble, faute de renseignements suffisants, les deux populations [1]. Si, dans la période de 1821 à 1840, la moyenne descendait à 209 en 1828, elle ne dépassa pas un maximum de 371 en 1840; de plus, les variations entre ces deux chiffres ne sont ni très-grandes ni très-brusques. Pour la période suivante, au contraire, l'écart entre deux années est souvent considérable, par exemple entre 1841 et 42, 46 et 47, 51 et 52 pour l'augmentation, entre 54 et 55, 56 et 57, 58 et 59 pour la diminution; on voit enfin que le minimum 1863 diffère énormément du maximum de 1854 (233 et 622). Nous ne parlons que de moyenne, mais si nous prenions l'effectif à un jour donné, par exemple en 1854, nous trouverions qu'il s'est élevé jusqu'à 740.

CHAPITRE XVIII.

DES CAUSES GÉNÉRALES D'AUGMENTATION OU DE DIMINUTION DANS LA POPULATION DE NOS PRISONS.

Je n'entends pas rechercher au point de vue philosophique les causes des méfaits, depuis la simple contravention de

[1] Voir la Notice précitée, p. 41.

police jusqu'aux crimes contre la propriété, contre l'homme, la liberté, la vie des personnes ou la sûreté des États, ni la part qui dans ces infractions aux lois peut être imputée aux individus ou même à la société: cela m'entraînerait dans des développements que ne comporte pas ce modeste opuscule. Je voudrais seulement donner certaines indications, qui permissent d'apprécier sainement quel est, dans l'échelle de la criminalité en France, le rang assigné au département du Bas-Rhin, et comment, en particulier, les prisons de son chef-lieu ont pu, à certaines époques, être encombrées au point où nous venons de le voir, pour retomber dans ces dernières années à un effectif moyen de beaucoup inférieur à leur contenance normale. Toutefois, parmi les causes générales qui ont le plus d'influence sur la criminalité, il en est une que je ne puis passer sous silence, parce qu'elle a été signalée, à plusieurs reprises, dans le rapport du Préfet du Bas-Rhin au Conseil général: c'est la misère engendrée par des crises alimentaires ou industrielles. Mais sans parler de quelques autres causes générales d'augmentation de la population des prisons, comme les commotions politiques, la création de nouvelles brigades de gendarmerie etc. etc., il est certain que la loi du 5 août 1850 contribua beaucoup à l'encombrement de la Maison de correction. En effet, grâce à cette loi bienfaisante, la magistrature, n'ayant plus à craindre que les enfants fussent confondus avec les prisonniers adultes, n'hésita plus à envoyer en correction, après acquittement, une foule de jeunes vagabonds ou mendiants. D'un autre côté, il n'était pas rare que des familles, par un odieux calcul, engageassent leurs enfants à commettre de légers délits pour qu'ils fussent élevés dans une Maison pénitentiaire, au compte de l'État. Aussi la population des jeunes détenus de toute la France, qui dépassait à peine le chiffre de 5000 en 1850, atteignit presque celui de 10,000 en 1855 ! Le Ministre de l'Intérieur s'émut d'un tel accroissement, et, d'accord avec son collègue de la Justice, il recommanda aux magistrats de ne diriger de poursuites que dans des circonstances graves contre les mineurs de seize ans, et surtout de s'abstenir à l'égard des enfants non encore arrivés à l'âge de discernement. Une nouvelle cause qui influe spécialement sur l'effectif de notre Maison de correction, consiste dans la concentration des condamnés de tout le département dont la peine dépasse trois mois. Cette mesure, parfaitement louable et générale aujourd'hui pour tout l'empire, c'est encore le Bas-Rhin qui, en vertu d'un accord avec la justice, en prit l'initiative, il y a bien des années. Il est facile de comprendre que cette détermination permet de séparer complétement les prévenus des condamnés, d'astreindre ceux-ci à un régime uniforme et suffisamment sévère, et enfin de les soumettre à l'action bienfaisante du travail.

CHAPITRE XIX.

DES SERVICES ÉCONOMIQUES DES PRISONS.

Définitions.

On entend par services économiques toutes les fournitures à faire aux détenus, tant en santé qu'en maladie, comme la nourriture, l'habillement, le coucher, le chauffage et l'éclairage, les médicaments, l'entretien ou le renouvellement du mobilier, des ustensiles, les frais de sépulture et du culte etc. etc. ; on y peut comprendre également, mais dans un sens de bénéfices à réaliser et non de dépenses à faire, l'exploitation du travail des détenus, facultatif pour les uns, obligatoire pour les autres, suivant leur catégorie légale. Or deux systèmes sont ici en présence : la régie et l'entreprise.

Il y a régie quand l'État pourvoit directement, ou au moyen de marchés partiels, à l'entretien des détenus et leur fournit du travail.

Il y a entreprise quand l'État se substitue, sous le nom d'entrepreneur général et moyennant un prix fixe par journée et par détenu, une personne qui se charge de toutes les fournitures à faire et obtient le droit d'occuper tous les prisonniers valides.

Ces deux systèmes ont leurs partisans et leurs adversaires; sans entrer dans les arguments qu'on fait valoir pour et contre la régie ou l'entreprise, je dirai que l'un ne l'emporte point sur l'autre d'une manière absolue, et que l'avantage que tel système peut présenter dépend des circonstances de temps, de lieux et surtout des personnes chargées de l'exécution. A l'époque où écrivait M. le professeur Marchal, nos prisons étaient administrées par voie de régie et de marchés partiels. Depuis que nos dépenses furent mises à la charge de l'État, il y eut adjudication avec concurrence et publicité, pour créer une entreprise générale dans tout le département; le directeur de l'administration pénitentiaire a constaté, dans un rapport officiel, que le système de l'entreprise a eu pour conséquence immédiate de réduire la dépense moyenne de la journée de détention à 82 cent., tandis qu'elle variait auparavant entre 1 fr. 13 c. et 90 c.; ce système a encore présenté l'avantage de mieux organiser le travail, dont les produits, en 1855, étaient dans notre département de 15,400 fr., tandis qu'ils se sont élevés en 1863 à plus d'un million, et en 1864 à près de 1,200,000 fr. Notre marché actuel, qui date du 1er janvier 1865, est consenti pour 3, 6 et 9 ans, avec faculté de résiliation; le prix de journée est de 45 c. pour les détenus civils.

CHAPITRE XX.

DU RÉGIME ALIMENTAIRE.

Il n'est ici question que de la nourriture des détenus valides. Le régime des malades sera examiné dans notre seconde partie.

Outre la nourriture réglementaire, certains suppléments de vivres peuvent être achetés par les détenus dans la limite des règlements; quelquefois même ils leur sont fournis sur les fonds de l'État.

§ 1er. *De la nourriture réglementaire.*

Déjà le règlement général du 30 octobre 1841, en prescrivant un régime uniforme pour toutes les prisons départementales, avait modifié la composition des aliments précédemment en usage dans les deux maisons de Strasbourg. Le cahier des charges de l'entreprise est venu, à son tour, changer cet état de choses, à partir de 1857. Pour plus de clarté, j'examinerai successivement : le pain, la soupe et la viande.

I. DU PAIN.

Il y a deux sortes de pain pour les détenus valides :

1° Le pain blanc, qui ne sert que pour la soupe et qui se donne en outre aux gardiens. Il est composé de farine et de pur froment bluté à 22 p. 100 d'extraction de son. Il est distribué vingt-quatre heures après la sortie du four.

2° Le pain de ration, ainsi appelé parce qu'il est distribué journellement en rations de 750 grammes pour les hommes et de 700 grammes pour les femmes, se compose réglementairement de 2/3 de farine de froment bluté à 12 p. 100 d'extraction de son, et de 1/3 de farine de seigle ou d'orge bluté à 21 p. 100, selon les localités. Mais en fait, il n'y entre que du pur froment, dans les prisons de notre ville, de sorte que la couleur et la qualité ne diffèrent du pain blanc que par le blutage et non par une infériorité de farine.

La distribution des rations ne se fait que quarante-huit heures après la sortie du four, afin qu'il soit de meilleure digestion. Aucune tolérance de poids n'est admise. La vérification a lieu vingt-quatre heures après la cuisson, sur vingt-cinq pains pris au hasard et mis ensemble sur la balance, en présence d'un agent de l'administration.

Tant que cette importante fourniture se fit par des boulangers du dehors, elle avait donné lieu à de fréquentes plaintes, soit pour la cuisson, soit pour la qualité même des farines. Mais depuis que l'entreprise, réalisant une pensée émise par le Conseil général, a établi un four à la maison de correction et a confié la manutention à un boulanger libre, le pain a toujours été de bonne qualité.

Outre la vérification des farines, le directeur et le médecin en chef se font présenter, chaque jour, un pain tout ouvert, vingt-quatre heures avant sa distribution; l'administration s'assure ainsi à l'avance qu'aucune plainte fondée ne saurait être portée sur le principal aliment des prisonniers.

II. DE LA SOUPE.

Dans le même but, le directeur goûte également la soupe, matin et soir, ce que fait très-fréquemment aussi le médecin en chef. La quantité nécessaire est transportée à la maison d'arrêt et de justice, au moyen d'un baril en bois, tenu en constant état de propreté, et qui lui conserve une chaleur suffisante jusqu'à sa distribution.

Un agent de l'administration, ordinairement le gardien-chef, assiste toujours à la pesée et à la vérification des denrées qui entrent dans la composition de la soupe. Si une fourniture quelconque ne paraît pas de bonne qualité, elle est rejetée et remplacée immédiatement par l'entrepreneur, ou à ses frais s'il s'y refuse, soit par des denrées de même nature, soit par des aliments d'une valeur égale à ceux du service refusé.

La ration quotidienne de soupe est d'un litre, préparée et distribuée en deux fois : le matin, entre neuf et dix heures; le soir, entre quatre et cinq heures, suivant la saison.

1° *Soupe maigre.*

On appelle ainsi celle dans laquelle il n'entre pas de viande.

Voici sa composition pour 100 rations :

9 kilogr. de pain blanc rassis, suffisamment cuit;

30 » de pommes de terre de bonne qualité et bien épluchées;

8 » de carottes ou de navets bien épluchés et coupés en rouelles, ou d'autres légumes en proportion, tels que choux, pois, fèves ou haricots frais, suivant la saison;

1 » d'oseille cuite, dont l'eau aura été exprimée;

1 » de pois, de lentilles ou de haricots réduits en purée, ou pareille quantité de gruau d'orge;

1 » de sel;

10 grammes de poivre;

1 » 500 grammes de beurre, ou 1 kilogr. 250 gr. de graisse de porc fondue et bien épurée.

Pendant l'époque où les pommes de terre germeront ou ne pourront être employées, c'est-à-dire pendant l'espace de trois mois, selon la saison ou la localité, les 30 kilogrammes qui entrent dans la composition de cent rations de soupe seront remplacés par 9 kilogrammes de riz, de pois, de fèves, de lentilles ou de haricots secs, ou par 16 kilogrammes des mêmes légumes verts. L'emploi de ces légumes sera varié autant que possible.

Pendant tout le temps que les légumes secs remplaceront les pommes de terre dans la composition de la soupe, on fera entrer 2 kilogrammes d'oseille cuite dans cent rations d'un litre.

2° *Soupe grasse.*

Le dimanche de chaque semaine, les quatre grandes fêtes de l'année et le jour de la fête de l'Empereur, il sera fait un service gras, consistant, le matin, pour chaque individu, en une ration de soupe dans laquelle il entrera 5 décilitres de bouillon gras, provenant de la cuisson de 15 kilogrammes de viande de bœuf, remplissant les conditions stipulées par l'art. 12, pour cent individus, avec 9 kilogrammes de pain blanc.

On ajoutera, pour l'assaisonnement, et par cent rations :

1 kilogramme de carottes, ou d'autres légumes frais en proportion, tels que poireaux, navets, épinards, oseille etc.;

Le sel et le poivre nécessaires.

III. DE LA VIANDE.

Il sera mis en réserve une quantité de bouillon suffisante pour le service du soir. Ce service se composera de la viande qui aura servi à faire la soupe du matin, et à laquelle on ajoutera 30 kilogrammes de pommes de terre, 400 grammes de graisse et 2 kilogrammes d'oignons, pour cent individus, le sel et le poivre nécessaire. Ces aliments, à part la viande, devront être cuits dans le bouillon mis en réserve, de manière à former pour chaque individu une ration de 4 décilitres. Après avoir été desossée, la viande sera divisée en autant de portions qu'il y aura d'individus, de manière à ce que chaque détenu reçoive la même quantité.

Dans la saison où les pommes de terre ne pourront être employées, elles seront remplacées par 12 kilogrammes de légumes secs, au choix de l'administration.

En cas d'insuffisance ou de manque total, dans le pays, des légumes ou assaisonnements ci-dessus désignés pour entrer dans la composition de la soupe, le préfet pourra, sur la demande des entrepreneurs, et après avoir pris l'avis de la Commission de surveillance, autoriser l'emploi d'autres denrées en remplacement de celles qui ne pourront être fournies.

Les légumes sont toujours pris dans les produits de la dernière récolte, à moins que ceux de l'année précédente ne soient reconnus meilleurs. Ils seront nets et sans mélange de grains étrangers à leur espèce. Ils doivent être de très-bonne cuisson.

Telles sont les prescripitions du cahier des charges en ce qui concerne la nourriture réglementaire des détenus valides. Voyons maintenant les suppléments qu'ils peuvent y ajouter à leurs frais.

§ 2. *Des vivres supplémentaires dits de cantine ou apportés du dehors.*

Personne n'ignore les intolérables abus que la vente connue sous le nom de *cantine* avait amenés dans les prisons, alors surtout que les agents de l'administration étaient eux-mêmes vendeurs. Que de fois un prisonnier dépensait en un jour le gain de toute une semaine, surtout en achetant des boissons alcooliques, aussi pernicieuses au point de vue de sa santé que de sa conduite et de sa moralité!

En 1839, le ministre, M. de Gasparin, réagit en sens contraire, peut-être d'une manière exagérée, en interdisant jusqu'à la vente des fruits et de la viande. Malgré les réclamations bien fondées de mon prédécesseur, ce règlement fut appliqué à nos prisons de Strasbourg, bien qu'il ne fût destiné qu'aux maisons centrales.

A son tour, le règlement général du 30 octobre 1841 fit des prohibitions analogues, en ce qui concerne les condamnés des prisons départementales, et n'autorisa la vente de la viande, du vin, de la bière etc., qu'en faveur des prévenus, des détenus pour dettes et des accusés.

En 1847, une circulaire ministérielle autorisa de nouveau, dans les maisons centrales, la vente de la viande et des fruits; cette faveur fut étendue à nos prisons en 1863, sur la demande unanime du directeur, du médecin en chef et de la Commission de surveillance.

Est-il besoin de démontrer le bien matériel qui résulte de ce supplément alimentaire pour celui auquel l'administration n'accorde de viande qu'une seule fois par semaine?

La cantine est de plus un moyen moralisateur, en ce sens que le détenu a besoin de travailler pour acheter ce qu'il désire ajouter à son régime ordinaire, et en cas d'inconduite, malgré son argent, il sera privé du bienfait de cet adoucissement, auquel il attache un grand prix.

Il va sans dire que les agents des prisons sont aujourd'hui complétement désintéressés dans l'exploitation de la cantine, confiée à l'entrepreneur, sous le contrôle de l'administration et d'après un tarif fixé à l'avance.

Les prévenus et les accusés sont libres de faire porter du dehors dans les limites suivantes :

S'ils renoncent aux vivres de la prison, ils peuvent se procurer du pain blanc à discrétion, une soupe, trois plats au choix, soit de viande, de poisson, légumes, œufs, beurre, fromage ou fruits ;

Un litre de vin ou 2 litres de bière.

Si, au contraire, ils ne renoncent pas aux vivres de la prison, ils ne peuvent y ajouter que 500 grammes de pain, deux plats, un demi-litre de vin ou 1 litre de bière.

Quant aux condamnés de la maison de correction, ils jouissaient aussi, il y a un certain nombre d'années, de la faculté de faire venir des aliments du dehors ; mais il en résultait une foule d'abus, et elle a été supprimée par un règlement particulier. Aujourd'hui, nos prisonniers ne peuvent ajouter à leur nourriture, par jour, que 500 grammes de pain, une portion de pommes de terre, du beurre ou du fromage, sauf le dimanche, le mardi et le jeudi, où ils sont, en outre, autorisés à acheter un plat de viande, de la salade ou des fruits, lorsqu'ils ne sont pas trop chers, ou lorsque le médecin, préalablement consulté, n'y voit pas d'inconvénient pour leur santé.

Je ne terminerai pas ce chapitre, fort important au point de vue de l'hygiène, sans donner un aperçu de la modicité des prix des vivres supplémentaires :

75 grammes de bœuf avec jus, et 400 grammes de pommes de terre, sont payés . . . . . 20 cent.

60 grammes de fromage . . . . . . 10 »

40 » de beurre . . . . . . 10 »

Un relevé exact porte la dépense mensuelle de la maison de correction, pour l'acquisition des aliments supplémentaires, à la somme de 4191 fr. pour les douze derniers mois, et pour la maison de Justice, à la somme de 1664 fr. dans le même espace de temps.

Ce chiffre élevé dit la bonne influence de la cantine, dans des limites déterminées.

Les détenus peuvent encore être autorisés à acheter des vêtements, du linge, de menus objets de propreté, et enfin du tabac, s'ils sont en prévention; mais il est interdit, sous quelque forme que ce soit, aux jeunes détenus des deux sexes, ainsi qu'aux condamnés. Toutefois on tolère l'usage du tabac à priser, dans certaines circonstances, dans un intérêt d'hygiène et sur l'avis du médecin. Quant aux prévenus, aux accusés et aux détenus pour dettes, ils peuvent même fumer, mais seulemeut aux heures de promenade, dans les préaux.

§ 3. *Des suppléments accordés à titre gratuit.*

Il peut arriver qu'un détenu soit d'un tempérament à ne pouvoir se contenter des vivres réglementaires de la prison, tout en étant hors d'état de se procurer des suppléments, soit par sa famille, soit au moyen de ses ressources personnelles. Dans ce cas, le médecin fixe les quantités nécessaires, et l'entreprise est remboursée du surcroît de dépense, en dehors du prix de la journée.

Il convient d'ajouter que ce cas ne s'est présenté que fort rarement à notre observation, par la raison que l'administration fait distribuer aux prisonniers nécessiteux le pain de ration abandonné par les libérés et par les individus admis à un régime exceptionnel.

Mais il est une autre mesure qui est la source d'une dépense assez importante.

Je veux parler du maintien, autorisé par la circulaire du 31 mai 1861, des enfants avec leurs mères détenues, jusqu'à l'âge de trois ans. J'aurai à apprécier cette circulaire au point de vue du service médical. Je dirai seulement ici que ces enfants ont droit, ainsi que les mères, à un régime particulier, et que, si l'entrepreneur n'a aucun supplément de prix pour les mères, il reçoit pour chaque enfant le même prix de journée que pour les détenus de toutes catégories; or les enfants en bas âge ne pouvant être écroués, il en résulte que leur entretien constitue pour l'État une dépense supplémentaire et tout gratuite, dont le montant a été, en 1865, de 1143 fr. 90 c. pour la maison de correction, où sont envoyées toutes les femmes nourrices, condamnées ou prévenues.

On peut enfin compter au nombre des suppléments donnés gratuitement la boisson tonique, c'est-à-dire de l'eau mélangée de vermout, qui est distribuée aux détenus valides pendant les grandes chaleurs de l'été. Toutefois ce n'est pas l'État qui en fait les frais. L'entreprise a bien compris que cette dépense, non imposée par son cahier des charges, lui est très-profitable, puisqu'elle a pour but et pour effet de prévenir les indispositions et les maladies que l'eau pure pourrait déterminer. Le léger sacrifice qu'elle fait est amplement compensé par un plus grand rendement dans le travail des détenus et par une économie notable sur le régime de l'infirmerie. Du reste, il sera fait mention du vermout dans la deuxième partie de cet opuscule.

CHAPITRE XXI.

DE LA LITERIE ET DU VESTIAIRE.

§ 1er. *De l'inventaire.*

Après la nourriture, l'un des services les plus importants imposés à l'entrepreneur, c'est la fourniture, l'entretien et le renouvellement de la lingerie, de la literie et du vestiaire.

Il est responsable de la valeur de ces objets, suivant estimation contradictoire, sauf à payer, à l'expiration de son marché, la moins-value ou à recevoir le prix de la plus-value.

Bien entendu qu'il ne lui est pas loisible de faire servir les objets indéfiniment, et que l'administration conserve le droit de désigner ceux qui doivent être remplacés.

Pour éviter tout arbitraire, le cahier des charges a fixé un minimum d'objets qui devra toujours être maintenu dans chaque magasin.

§ 2. *De la lingerie.*

Voici quels sont les effets qui composent la lingerie, suivant le sexe et l'âge de chaque détenu :

Pour les hommes et les jeunes garçons.

2 chemises en toile de fil ou de coton.
2 bonnets de toile ou serre-tête.
2 cravates de couleur.
2 mouchoirs de poche.

Pour les femmes et les jeunes filles.

2 chemises en toile de fil ou de coton.
2 fichus carrés, de 80 à 90 centimètres de côté, en toile ou en coton de couleur, pour le cou.

2 cornettes en toile ou en calicot, pour la nuit.
2 autres cornettes ou 2 fichus de couleur, pour la coiffure du jour.
2 mouchoirs de poche.
2 tabliers en toile.
2 corsages sans manches, dont un en toile, l'autre de droguet de fil et coton.

L'entrepreneur fournira en outre les tabliers de médecin, de sœur de service, et les essuie-mains nécessaires aux infirmeries, bains etc.

CHAPITRE XXII.

DU CHAUFFAGE ET DE L'ÉCLAIRAGE,

§ 1er. *Du chauffage.*

D'après son cahier des charges, l'entrepreneur est tenu de chauffer, à ses frais, toutes les parties de la prison, y compris le greffe du gardien-chef, le cabinet du médecin et celui du directeur, ainsi que le corps-de-garde militaire préposé à la sûreté extérieure de la prison. Par suite du prix toujours plus élevé du combustible, l'entrepreneur fut autorisé, il y a trois ans, à remplacer le bois par la houille ou le coke, si ce n'est pour le service du bureau de l'administration et celui des infirmeries.

Ce sont des poêles en fonte qui servent pour le charbon de terre et le coke, tandis que pour le bois on a conservé les anciens fourneaux en faïence, dont la chaleur est à la fois plus douce, plus égale et surtout plus durable.

Du reste, des thermomètres sont placés dans tous les locaux où se trouvent les appareils de chauffage, afin de régler la chaleur, qui est fixée pour les valides au maximum de 14 degrés centigrades et au minimum de 10.

D'un autre côté, les plus grandes précautions sont prises pour empêcher tout danger d'incendie : la plupart des appareils sont fermés avec une clef, qui reste entre les mains du gardien ou de la sœur surveillante ; et chaque jour, en hiver, des rondes sont faites dans le but de s'assurer que partout le feu est parfaitement éteint. Enfin, des sentinelles placées, la nuit, dans l'intérieur des prisons, reçoivent journellement la consigne d'être attentives à tout ce qui pourrait révéler un commencement d'incendie, afin de pouvoir donner l'alarme sur-le-champ, au moyen de sonnettes qui correspondent avec la chambre des gardiens.

§ 2. *De l'éclairage.*

L'éclairage de toutes les parties de la prison, y compris les murs de ronde, incombe également à l'entreprise.

Bien que l'huile épurée de colza ait beaucoup augmenté de prix, c'est le seul combustible qui soit employé pour l'éclairage dans les deux prisons. Les cours sont éclairées au moyen de réverbères ou de lampes applique ; les ateliers avec des lampes Carcel munies d'abat-jour. Mais dans les dortoirs, aux termes du règlement général, éclairés toute la nuit, on sert de simples veilleuses suffisamment rapprochées et suspendues au plafond, hors de la portée des détenus. Ces veilleuses ont semblé préférables aux anciennes lanternes applique, en usage du temps de mon prédécesseur, et dont l'un des inconvénients était de répandre trop de fumée et de nécessiter l'emploi de fumivores pour la conduire jusqu'à l'extérieur des dortoirs.

CHAPITRE XXIII.

DU SERVICE DE PROPRETÉ.

§ 1er. *De la propreté des bâtiments et des objets à l'usage des détenus.*

Outre le blanchîment au lait de chaux qui se fait tous les ans, dans tous les locaux des prisons, l'entrepreneur est tenu de faire balayer et nettoyer, tous les jours, les ateliers, dortoirs, cours etc.

§ 2. *De la propreté personnelle des détenus.*

Tout prisonnier est tenu de se laver, tous les matins, la figure et les mains et de se peigner les cheveux; de faire son lit et d'entretenir sa chambre ou la place qu'il occupe au dortoir dans un état constant de propreté. Ceux qui sont occupés à des ouvrages salissants sont en outre obligés de se nettoyer les mains avant chaque repas. Dans un intérêt d'hygiène facile à comprendre, c'est dans leur préau respectif que les détenus des diverses catégories procèdent à leurs ablutions, sous l'œil des gardiens.

D'un autre côté, l'entrepreneur doit leur faire couper les cheveux, tous les trois mois; il serait même à souhaiter que cette opération se renouvelât toutes les six semaines. La barbe est faite aux condamnés tous les vendredis, et aux prévenus plus souvent, mais à leurs frais.

L'entrepreneur fournit des bains entiers ou partiels aussi souvent que cela est reconnu nécessaire et sur la prescription du médecin, notamment aux époques de l'année où se font les changements de vestiaire.

J'aurai, du teste, à compléter ces détails, en parlant du service médical.

CHAPITRE XXIV.

DU TRAVAIL DES DÉTENUS.

§ 1er. *De la légitimité du travail.*

L'exploitation du travail est confiée, par le cahier des charges, à l'entrepreneur, qui a droit à une part sur les produits, d'après les distinctions que nous verrons tout à l'heure. Il en résulte que ce service, à la différence de ceux qui viennent d'être examinés, loin de constituer pour lui une dépense, est au contraire une cause de bénéfice, dont le Trésor profite à son tour. On comprend qu'en soumissionnant pour l'adjudication des fournitures, l'entrepreneur fait entrer en ligne de compte le montant présumé du gain à réaliser sur le travail du prisonnier, et abaisse d'autant son prix de journée.

Ce serait cependant une grave erreur de croire que le travail n'a été introduit dans les prisons qu'en vue d'un intérêt purement fiscal ; il l'a été aussi et surtout dans l'intérêt des détenus eux-mêmes, afin de leur donner, pendant la captivité, les habitudes d'une vie active, aussi salutaire au point de vue physique qu'au point de vue moral ; de leur assurer quelques adoucissements dans le présent et de leur préparer une épargne pour le moment de la libération. Cette économie forcée, bien employée, peut aider à la régénération définitive du condamné, en le soustrayant tout d'abord aux mauvaises inspirations de la misère et de la faim.

Le travail des prisons, en un mot, s'il n'est point à envisager comme un adoucissement de peine proprement dit, peut encore bien moins être considéré comme une aggravation ; son véritable but est de rendre la détention plus morale et plus réformatrice, car c'est surtout en prison qu'il est vrai de dire que l'oisiveté est la mère de tous les vices.

Mais ici se présente la grande objection contre le travail des détenus : il fait, répète-t-on, en faveur de quelques spéculatenrs avides, une concurrence redoutable, ruineuse et par conséquent immorale, au travail libre.

Tel fut, après la révolution de février, le sentiment du gouvernement provisoire, qui suspendit brusquement, par un décret du mois de mars 1848, tout travail dans les prisons. Les conséquences de cette mesure furent déplorables, comme on peut le voir dans le remarquable rapport présenté au Conseil général de notre département : « A la date du 1er avril, dit-il, le désœuvrement prit la « place de l'activité moralisante qui avait régné jusqu'alors « dans toutes les salles de nos prisons civiles. On a cherché « à distraire les détenus par des lectures et par des prome- « nades dans les préaux ; mais je vous laisse à penser si, « sur les quinze heures d'une journée d'été, ces moyens « sont suffisants ; si, au milieu de quelques centaines de « prisonniers, assis les bras croisés, la discipline peut être « maintenue, la loi du silence observée. »

Bref, le préfet n'hésite pas à conclure qu'en suivant cette voie, on serait infailliblement retombé dans les désordres que de longs efforts, appuyés par des règlements justes et sévères, étaient parvenus à déraciner, et que la mesure, en ce qui concerne les jeunes détenus, était une violation flagrante de la loi. Il est vrai que le ministre, consulté par l'administration départementale, se hâta de répondre que le décret n'était point applicable aux jeunes détenus, de telle sorte que le travail put reprendre au bout d'un mois, avec réduction, toutefois, de la moitié des travailleurs, dans quelques ateliers, et cela pour donner satisfaction au Conseil des prud'hommes, qui aurait même penché vers la suppression complète de certaines industries.

Pour les adultes, l'interruption fut plus longue, bien que le Code pénal leur eût également imposé le travail. Pour faire cesser cette violation de la loi, qui était en même temps, suivant la parole d'un ministre, un outrage à la morale publique, on reprit d'abord des travaux tout a fait improductifs. On tenta aussi de faire confectionner par les détenus les vêtements destinés à leur usage et à celui des hospices et des bureaux de bienfaisance, sauf à demander une autorisation formelle au tribunal de commerce pour pouvoir livrer les produits des prisons sur le marché, en concurrence avec ceux de l'industrie libre.

Telles étaient les dispositions de la loi du 9 janvier 1849, qui abolit le décret du 25 mars. Mais ce n'était là qu'un palliatif insuffisant. Il fallait trouver un remède plus efficace et recourir à des mesures plus radicales. C'est ce que fit heureusement le décret de février 1852, qui, tout en décidant que les produits des prisons seraient autant que possible appliqués à la consommation des administrations publiques, permit d'employer les détenus qui resteraient inoccupés à des travaux d'industrie privée et même à des travaux extérieurs.

Nous terminerons en disant que l'entrepreneur a droit à la moitié du produit du travail des condamnés, tandis qu'il ne prélève que les trois dixièmes sur celui des prévenus, des accusés et des détenus pour dette, qui ne sont pas astreints au travail.

Les principales industries consistent en chaussonnerie, cordonnerie, couture, menuiserie, épluchage de laine, filature de chanvre, tissage etc.

Ces différents travaux influent d'une manière favorable

sur le physique et le moral des détenus, et l'on peut dire, pour me servir de l'expression de notre vénéré doyen M. Ehrmann, que la maison de correction ressemble plutôt à une maison de travail qu'à une prison.

CHAPITRE XXV.

DU SERVICE RELIGIEUX DES PRISONS CIVILES DE STRASBOURG.

Ce service est confié à deux aumôniers, l'un catholique et l'autre protestant. Les deux tiers au moins des détenus du département appartenant au culte catholique, les devoirs de l'aumônier de cette religion sont plus nombreux.

Ce service se compose d'un office célébré dans la matinée du dimanche et des jours de fête à la chapelle de la Maison d'arrêt; de deux offices, célébrés l'un le matin et l'autre après-midi, à la chapelle de la Maison de correction. Outre les offices du dimanche et des jours de fête, il y a, dans chacune des deux maisons, un service les mercredis et les jeudis.

L'aumônier protestant se rend également aux deux prisons les dimanches et les mercredis, pour célébrer le service divin et catéchiser les prisonniers.

Le grand-rabbin, ou son délégué, remplit de même, vis-à-vis les détenus israélites, les devoirs prescrits par sa religion.

L'action des aumôniers s'exerce non-seulement par la prédication des vérités religieuses, mais encore par des entretiens particuliers; leur influence est particulièrement salutaire dans la maladie, qui ouvre à l'homme les yeux de l'âme et souvent le rappelle à l'accomplissement de ses devoirs. Mais là où la mission du prêtre est sublime, c'est quand il accompagne à l'échafaud celui que la justice humaine a dû frapper. Jusqu'à son dernier soupir, le condamné reçoit les consolations de la religion, qui donne des forces au courage défaillant et promet le pardon au repentir sincère!

CHAPITRE XXVI.

DU RÉGIME DISCIPLINAIRE.

Ceux qui n'ont jamais visité l'intérieur d'une prison se figurent volontiers qu'il renferme un abrégé de toutes les tortures et de toutes les misères : cachots souterrains, froids et humides, vêtements en lambeaux, nourriture insuffisante et grossière, sévices et mauvais traitements etc. Il importe de montrer ce qu'est aujourd'hui le régime disciplinaire des prisons départementales, tel qu'il a été déterminé par les règlements. Toutes les mesures disciplinaires tendent à faire régner l'ordre dans la prison, à mettre obstacle à la corruption des détenus, à assurer la liberté morale du prévenu et de l'accusé, enfin, à soumettre le condamné à une discipline répressive sans inhumanité, suivant le vœu de la loi.

Des règles communes aux diverses classes de détenus.

Les prisonniers doivent être séparés au dortoir, dans les ateliers et dans les préaux, suivant le sexe, l'âge et la position légale. Chaque détenu occupe un lit séparé, et il est tenu de s'acquitter de tous ses devoirs de propreté. Les communications avec les personnes du dehors ne peuvent avoir lieu qu'en présence d'un gardien et avec autorisation. Les jeux sont interdits, ainsi que les chants, les cris, les conversations à haute voix etc. Le silence est même obligatoire pendant le repas, le travail et au dortoir.

Quand une infraction est commise, ce n'est pas le gardien, mais le directeur qui inflige la punition, après avoir entendu le prisonnier. Les peines disciplinaires ne sont pas arbitraires; elles consistent en privation de promenade, de visites, de correspondance, de secours du dehors, en mise au pain et à l'eau, mais seulement pendant trois jours consécutifs, sauf octroi de la soupe de quatre jours en quatre jours, s'il y a lieu.

La punition la plus sévère consiste dans la cellule ou le cachot, qui ne doit être ni souterrain ni malsain ; une circulaire récente prescrit de n'user de cette punition que dans le cas où les autres peines infligées seraient restées inefficaces, et alors le détenu reçoit les visites du directeur, de l'aumônier et du médecin; en cas de fureur seulement, il peut être fait usage des fers, conformément à l'art. 614 du Code d'instruction criminelle. Il est bien entendu qu'il n'est jamais permis de frapper. « Frapper un homme, dit un ministre, c'est l'avilir sans le corriger. »

Des règles particulières aux prévenus et aux accusés.

Toutes les facilités, compatibles avec le bon ordre, sont accordées aux prévenus et aux accusés; on leur retire toutefois leur argent contre reçu. Pour qu'ils aient toute liberté dans le choix de la défense, le tableau des avocats est constamment affiché dans les locaux qu'ils occupent, et il est expressément défendu aux gardiens de les influencer à cet égard.

Des règles particulières aux condamnés.

Il était tout naturel d'imposer aux condamnés des privations, propres à leur faire sentir sérieusement leur position et à produire au dehors une impression salutaire; de là, les prohibitions dont nous avons déjà parlé (boissons fermentées, tabac etc.), l'obligation de revêtir le costume pénal, de travailler etc.

Des règles particulières aux jeunes détenus.

Les règlements prescrivent la séparation des jeunes détenus et insistent sur les soins à donner à leur éducation morale et professionnelle ; ceux qui sont détenus par voie de correction paternelle sont surtout l'objet de la sollicitude de l'administration ; autrefois, le règlement allait jusqu'à les soumettre au régime cellulaire de jour et de nuit ; aujourd'hui il suffit qu'ils soient placés dans des quartiers séparés (voy. de plus l'art. 378 du Code Napoléon).

Des règles particulières aux détenus pour dettes.

Les détenus pour dettes envers particuliers sont assimilés aux prévenus et aux accusés, et cependant ils ne peuvent être confondus avec eux. Quant aux détenus pour dettes envers l'État, ils sont au contraire soumis aux mêmes règles que les condamnés, sauf qu'ils ne sont pas astreints au costume pénal et au travail.

De l'emploi de la journée en prison.

Avant que nous terminions la première partie de cet opuscule, il ne sera pas sans intérêt de voir comment se passe la journée d'un prisonnier, écroué, par exemple, à la maison de correction.

A son arrivée, le gardien-chef lui fait connaître sommairement les règlements de la prison, le fait fouiller, habiller et, s'il est bien portant, le place dans un atelier, en attendant qu'il soit soumis à la visite du médecin. Le réveil a lieu de cinq à sept heures, suivant la saison, et alors chaque détenu est tenu de s'habiller et de faire son lit. La prière est dite à haute voix. On descend au préau, où on se livre aux soins de propreté prescrits. Vient le travail jusqu'au déjeuner, qui se fait à neuf heures; promenade dans le préau, pendant trente minutes, en rang et en silence. Rentrée à l'atelier jusqu'à midi, où un quart d'heure est accordé pour la collation. Le dîner a lieu à quatre heures en hiver, à cinq heures en été. Une courte prière est toujours faite avant chaque repas. Nouvelle récréatoin d'une demi-heure et travail jusqu'au coucher, qui varie de sept à huit heures, suivant la longueur des jours et la durée des veillées. Nouvelle prière, spéciale à chaque culte, et silence absolu jusqu'au lever.

Voilà l'emploi d'une journée de la semaine. Le dimanche et les jours de fête, le lever a lieu une heure plus tard et le coucher se fait toujours à sept heures.

Nous avons indiqué plus haut les exercices religieux de chaque culte.

DEUXIÈME PARTIE.

CHAPITRE PREMIER.

Nous avons examiné les différents services de nos deux prisons et il nous a été possible de signaler plusieurs améliorations assez notables, introduites depuis peu d'années.

Il nous reste à étudier, au point de vue de l'hygiène, ces améliorations et à exposer spécialement tout ce qui se rattache au service médical proprement dit.

En effet, toute la médecine se résume en deux points: prévenir la maladie par des moyens prophylactiques et rétablir la santé quand elle est altérée.

Il n'est que trop démontré que les prisonniers ont à subir des influences générales et délétères.

Parmi les causes qui agissent d'une manière fâcheuse sur leur santé, mentionnons d'abord la perte de la liberté, l'abattement qui en est, dans un temps plus ou moins long, l'inévitable conséquence, certaines habitudes vicieuses que la détention engendre ou perpétue, l'absence d'affections de famille, le silence réglementaire, antipathique à la nature de l'homme en général, la discipline, le manque d'exercices variés, souvent le défaut de lumière, d'aération suffisante etc. etc.

L'énumération de ces conditions, plus ou moins rigoureuses, de la captivité légale, impose des devoirs; elle provoque une sollicitude compatissante et l'examen attentif des questions relatives à la santé.

CHAPITRE II.

AÉRATION.

Tous les observateurs ont attaché la plus grande importance à la qualité de l'air, qui doit être sec et pur. Humide et chaud, il favorise un état septique, détermine des fièvres de mauvaise nature, la gangrène, l'apoplexie etc. etc.

L'air est-il froid et humide, il engendre le rhumatisme, les maladies cutanées; dans nos pays, plus particulièrement, des affections catarrhales rebelles, le scorbut etc. etc.

Dans une prison, plus que partout ailleurs, l'aération a son importance; la respiration, les sécrétions des êtres vivants, les grandes agglomérations peuvent donner naissance à la variole, à la pourriture d'hôpital, au typhus etc. etc.

Dans le but de prévenir ces accidents, il est expressément recommandé aux gardiens d'établir un courant d'air, toutes les fois que les prisonniers se promènent dans leurs préaux.

L'air c'est la vie. M. Dumas a traduit cette vérité en préceptes scientifiques élémentaires; au point de vue le plus élevé de la physique du globe, on peut dire qu'en ce qui touche leurs éléments vraiment organiques, les plantes et les animaux dérivent et dépendent de l'air, ne sont que de l'air condensé. Napoléon disant à Corvisart, après l'avoir longuement interrogé sur l'enchaînement, la coordination et l'accomplissement de la vie : « Je le vois clairement, doc-« teur, nous sommes tous enfants de l'atmosphère, » précisait admirablement, par ces mots, une de ces vérités inaperçues ou dédaignées, que les découvertes de la chimie moderne viennent de réduire tout récemment en loi positive.

CHAPITRE III.

PROPRETÉ EN GÉNÉRAL.

Malheureusement, dit M. Pariset, les localités ne sont pas toujours bien tournées; elles ne sont pas toujours visitées par le soleil; mais on est toujours maître d'être propre, et quelles que soient la situation et la structure de la prison, on est en droit d'exiger qu'elle soit bien tenue. A cet égard des ordres sont donnés et la surveillance ne fait pas défaut.

CHAPITRE IV.

FOSSES D'AISANCE.

Je me suis déjà expliqué sur les fosses d'aisance et la nécessité de les tenir extrêmement propres. Celles de la Maison de correction, traversant des masses d'air considérables, ont certainement exercé autrefois une fâcheuse influence sur l'état sanitaire de la prison. L'attention de l'autorité a été appelée, à différentes reprises, sur cette question importante et sur le danger incessant de ces exhalaisons. Après plusieurs années d'expérience, il est bien reconnu que le système appliqué aujourd'hui, et dont j'ai parlé plus haut, a parfaitement répondu à notre attente.

CHAPITRE V.

PROPRETÉ DU CORPS.

Il ne suffit pas que la propreté règne dans les dortoirs et dans les ateliers; il faut encore qu'elle règne dans les vêtements et sur les personnes. Elle exerce une influence sur la salubrité générale aussi bien que sur le moral des détenus.

Parmi les soins de propreté, le bain a toujours occupé le premier rang. Il a, dit l'illustre Hufeland, le pouvoir d'écarter toutes les maladies, d'assainir à la fois l'âme et le corps, de transformer les constitutions débiles en constitutions fortes et robustes etc. etc.

Sans accorder à cet agent thérapeutique toute cette puissance, on ne saurait nier qu'il entre dans l'hygiène de tous les âges, que dans le traitement d'une foule de maladies il serait impossible, en raison de ses avantages, de le remplacer par une autre médication. Nous eûmes quelque peine à faire adopter cette conviction à nos premiers entrepreneurs, qui ne voyaient dans la question du bain qu'une dépense de combustible; mais l'administration voulut bien nous venir en aide, et des mesures efficaces furent prises pour la construction d'une salle de bains à compartiments, avec un système de pompes et de chauffage très-convenable. Cette amélioration fut bientôt appréciée, surtout dans le traitement des maladies cutanées et syphilitiques, plus fréquentes et plus enracinées dans la population prisonnière que partout ailleurs, en raison de sa négligence, de ses excès et de sa malpropreté habituelle. Les chiffres suivants prouveront mieux que le raisonnement l'importance des soins du corps. M. le professeur Marchal. de 1836 à 1840, a soigné 716 galeux; dans la même période de temps, de 1861 à 1865, leur nombre ne s'est plus élevé qu'à 102. On sait, du reste, que la gale, comme maladie, n'a plus l'importance qu'on lui attribuait autrefois et qu'elle se guérit très-bien, sauf certains cas exceptionnels, dans l'espace de quarante-huit heures, sans laisser de traces aucunes à sa suite. Pour atteindre ce but, il importe de s'opposer à la propagation du mal; aussi tout entrant est-il tenu de se présenter à la visite du médecin, qui prescrit de suite, s'il y a lieu, certains soins ou un traitement approprié. Dans tous les cas, nos prisonniers prennent un bain de jambes tous les samedis, et plusieurs grands bains dans l'année, indépendamment de ceux qui sont ordonnés pour cause de maladie. Je ne quitterai pas ce chapitre de la propreté personnelle, sans citer un fait qui prouve ce que peut une mesure hygiénique dans un grand établissement. En 1855, sur une population de 180 enfants, plus de 40 étaient atteints d'ophthalmie granuleuse. La vue de ces petits malheureux faisait peine, tant ils paraissaient souffrir. Les moyens pharmaceutiques étaient épuisés; le crayon de nitrate d'argent, que j'appliquais tous les matins, procurait seul quelque soulagement, bien loin de la guérison.

L'administration et la magistrature s'étaient émues de cet état de choses, dont il importait de connaître la cause première. Je ne fus pas peu surpris d'apprendre que nos jeunes détenus, bien portants et malades, se lavaient les yeux, tous les matins, dans un baquet commun. Que devait être cette eau dans laquelle 40 enfants, qui n'avaient fait aucune lotion depuis douze ou quatorze heures, baignaient leurs yeux purulents? Je prescrivis qu'à l'avenir tous nos jeunes détenus, immédiatement après le lever, se rendraient à la grande pompe de la première cour, et que là, sous la surveillance d'un gardien attentif, chacun se laverait les yeux très-minutieusement. Ce conseil bien suivi, joint à l'usage des bains de rivière, porta les plus heureux fruits, et nous vîmes disparaître une épidémie qui régnait, depuis longtemps, ignorée dans son étiologie et déplorable dans ses effets.

CHAPITRE VI.

VÊTEMENTS.

Il faut considérer les vêtements sous deux points de vue différents: comme moyen de défense indispensable contre les agents extérieurs, puis comme exerçant eux-mêmes une action spéciale sur la surface du corps. Pour se soustraire, autant que possible, aux pernicieuses inégalités de l'air, l'homme a dû se donner une température artificielle appropriée, c'est-à-dire des vêtements d'hiver et d'été. Il est prudent de ne pas se hâter de remplacer les tissus de laine; la folle confiance qu'inspirent les premières chaleurs multiplie les maladies, et, s'il faut en croire le grand Sydenham, cette seule imprudence a coûté plus cher au genre humain que les trois fléaux réunis de la guerre, de la peste et de la famine.

CHAPITRE VII.

RÉGIME ALIMENTAIRE.

Si l'homme vit par le poumon, il vit aussi par l'appareil digestif. Après l'air qu'il absorbe, qu'il restitue, et dont il ne peut être quelques instants privé, viennent se placer, pour sa conservation, les aliments qu'il consomme et qu'il s'assimile. Ces aliments ont pour destination de développer ses organes et de réparer les pertes qu'ils ont subies en renouvelant leur composition. Ils doivent, dès lors, comporter des qualités telles que non-seulement ils ne puissent altérer nos tissus, mais encore qu'ils soient aptes à y porter la nutrition avec la chaleur et la vie.

La variété des aliments est une des conditions les plus efficaces de leur action; mais on comprend que dans l'hygiène pénale cette appropriation alimentaire individuelle serait impossible. Il faut donc, sous ce rapport, se borner à introduire, dans les prisons, les conditions les plus généralement applicables à la masse des tempéraments. Dans quelques circonstances données, et dont le médecin sera juge, certaines transgressions à la règle seront autorisées, et il est de notre devoir de dire que l'entreprise n'a jamais fait à nos prescriptions la plus légère objection.

La nourriture de nos prisonniers est simple, abondante et salubre; chaque distribution est goûtée par le directeur et plus ou moins souvent par le médecin, qui, tous les matins, examine le pain. Mal conditionné il passe vite, ne nourrit pas, use les forces au lieu de les réparer; le chyle qui s'en sépare est maigre, le sang qui le reçoit s'en appauvrit; l'énergie vitale s'éteint, l'esprit est abattu, l'âme s'indigne et s'ulcère. Il est naturel que le prisonnier prenne en haine qui le nourrit mal; de là vient que la morale trouve son cœur fermé. Comment serait-il touché de vos préceptes, lorsque vous ne l'êtes pas de sa misère?

Si nos détenus ne reçoivent qu'une ration de viande réglementaire par semaine, n'oublions pas qu'ils peuvent se procurer à la cantine des aliments supplémentaires variés de très-bonne qualité. Cette autorisation, que nous avons obtenue il y a quelques années seulement, n'a pas exercé une minime influence sur l'état sanitaire de notre population.

L'eau des deux prisons présente toutes les qualités requises, et, dans ces conditions, c'est la boisson par excellence, celle que la nature dispense aux plantes comme aux animaux; elle ne stimule ni ne ralentit aucune fonction et facilite l'accomplissement de toutes. Elle tempère l'effervescence des passions et conserve la force et la fraîcheur de l'esprit. Démosthène, Locke, Milton, Bacon, Haller, Hoffmann et tant d'autres illustrations étaient des buveurs d'eau; c'est donc à tort, dit M. l'inspecteur général Michel Levy, dans son remarquable traité d'hygiène, que l'on reproche à l'eau d'affaiblir le physique et le moral; elle est la boisson la mieux appropriée aux constitutions saines et la plus favorable à la longévité. Toutefois, pendant les grandes chaleurs, et conformément aux prescriptions faites par les Ministres de la Guerre et de l'Intérieur, dans le but de prévenir certaines affections du tube digestif, nous ajoutons à la boisson de nos prisonniers un liquide spécial, alcoolique aromatique amer, que nous nommons *vermout*. Une expérience de plusieurs années nous a permis d'apprécier les avantages de cette préparation, dont nous aurons occasion de parler plus tard. Quand nous la donnons comme boisson, nous ajoutons une seule cuillerée à bouche de ce liquide à un itre d'eau. Préparée de la sorte, nous l'avons soumise à l'appréciation de nos Inspecteurs généraux, qui ont trouvé notre boisson d'été saine, légèrement tonique, d'un goût agréable et nullement irritante. En pareille circonstance, également dans le but de combattre les effets des fortes chaleurs, on a administré le vinaigre, qui n'est pas toujours sans inconvénient; on sait qu'il excite les glandes salivaires, les cryptes muqueuses de la bouche, et que, chez certains sujets, il irrite même les voies gastriques; l'usage de l'eau-de-vie, dans de certaines proportions, a également été proposé dans les températures élevées, mais dans un grand nombre de cas, force fut d'y renoncer, en raison de sa trop fréquente sophistication et de son prix élevé. Sous ce dernier rapport, notre vermout présente encore des avantages : une famille, dans une circonstance donnée, ne ferait pas, pour son usage quotidien, une dépense de plus de vingt centimes. Des médecins fort estimables ont prétendu que, sous une influence épidémique, notamment du choléra, il y aurait danger à boire de l'eau pure. Si leur opinion, ce qui n'est pas douteux, peut être soutenue avec raison, il serait difficile de trouver une préparation hygiénique répondant mieux à leurs vues que celle dont nous parlons.

CHAPITRE VIII.

INFIRMERIE.

L'infirmerie des hommes se compose de quatre salles bien situées, à grandes ouvertures, de dix mètres de longueur, autant de largeur, et quatre mètres de hauteur. Ces salles renferment, très-espacés, environ quarante lits.

L'infirmerie des femmes, également dans de bonnes conditions d'hygiène, se compose de trois salles de vingt-cinq lits, sans compter une salle plus petite, dite de la *maternité*.

La disposition intérieure des locaux nous permet d'isoler les galeux ainsi que les autres affections contagieuses.

La literie de la population malade est plus complète que celle de la population valide; cette partie du service médical répond aux plus grandes exigences.

Des capotes en droguet de fil et laine sont à la disposition des malades, ainsi que des chaussures particulières.

Parmi les maladies qui affectent le plus souvent la population prisonnière je citerai les maladies des poumons, aiguës et chroniques, plus fréquentes chez les femmes que chez les hommes, l'hémoptysie, la fièvre éphémère (courbature), la fièvre simple continue (synoque), l'amygdalite, l'angine, l'embarras gastrique, muqueux, bilieux, la diarrhée, la dysenterie, les névralgies en général, gastralgie, entéralgie, hystéralgie, la leucorrhée, la métrorrhagie, l'anémie, l'arthrite aiguë, chronique, le rhumatisme musculaire, les fièvres intermittentes, la gale, l'érysipèle, la syphilis, les affections vésiculeuses, bulleuses, pustuleuses etc. etc.

Nous devons encore mentionner les ulcères, particulièrement fréquents, les abcès froids, l'engorgement des glandes, la carie des os, l'héméralopie et l'ophthalmie, souvent dépendante d'un vice scrofuleux.

On le voit, la nature et le caractère général des maladies des détenus se rattachent à l'épuisement ou tout au moins à la débilité, indices d'une diathèse scrofuleuse, tuberculeuse, suffisamment expliquée par la privation de la liberté, un dérèglement plus ou moins habituel, la misère etc. etc.

Aussi certaines maladies, faciles à guérir dans les conditions ordinaires, sont-elles sujettes aux récidives, passent à l'état chronique et entraînent des altérations organiques. Cet état de choses explique la moyenne de mortalité qui est, dans nos Maisons centrales actuelles, pour les hommes de 1 décès sur 13,37, et de 1 sur 15,70 pour les femmes.

Plus souvent malades que les hommes, elles succombent, on le voit, dans une plus faible proportion, ce qui semble résulter, dit notre honoré maître, M. Ferrus, tant de la nature de leur constitution que d'habitudes antérieures propres à rendre pour elles la sédentarité moins meurtrière.

Après avoir indiqué les principales maladies sur le développement desquelles la répression semble avoir une action directe, il semble naturel de penser que la nostalgie doit se produire fréquemment dans les établissements pénitentiaires.

Il n'en est rien cependant. La nostalgie atteint cruellement le jeune soldat enlevé au foyer domestique, à la tendresse de ses parents; mais celui qui a vécu, plus ou moins longtemps, dans un état de vagabondage, a perdu, le plus souvent, tout sentiment affectif, et les souvenirs de la famille ou du sol natal sont en général sans puissance.

L'alimentation prescrite aux prisonniers malades est aussi choisie que dans les hôpitaux les mieux tenus ; elle se compose de soupes maigres ou grasses, de bœuf, de veau, de riz, légumes frais, omelettes, pruneaux, œufs, vin blanc ou rouge ; en un mot, le médecin jouit, dans ses prescriptions, de toute latitude. Les enfants à la mamelle reçoivent, chaque jour, 500 grammes de lait et un litre de bouillie farine; ceux qui ne prennent plus le sein reçoivent 12 décagrammes de pain, un litre de bouillie et 250 grammes de lait. Nous avons constaté que ces quantités sont plus que suffisantes.

Les médicaments sont préparés chaque jour, avec le plus grand soin, par un pharmacien de la ville, et distribués par la sœur supérieure, spécialement chargée des soins de l'infirmerie. Le gardien-chef, qui assiste à la visite du médecin, inscrit les entrées et les sorties, avec les indications relatives à chaque malade.

Les indispositions légères sont traitées dans les salles, où les tisanes et certains médicaments sont remis aux malades. Le médecin d'une prison n'est pas dans les conditions ordinaires : il est sans cesse forcé de se tenir en garde contre les plaintes exagérées, la ruse et le mensonge de ceux qui, pour se livrer à la paresse ou dans l'espoir d'obtenir une alimentation meilleure, sollicitent leur admission à l'infirmerie. On connaît, du reste, les dangers de l'encombrement, qui est souvent à lui seul la cause des plus sérieux accidents, dont plus tard il n'est pas facile de se rendre maître.

M. le docteur Ferrus, qui a acquis une longue expérience dans les fonctions d'inspecteur-général, et qui m'honorait de sa bienveillance, parle des maisons centrales, où les détenus s'appliquent à dissimuler les premiers symptômes qu'ils éprouvent, soit pour échapper au soupçon de pusillanimité, soit pour ne pas cesser de travailler, soit par horreur de l'infirmerie, où chaque prisonnier s'attend le plus souvent à mourir.

Cette observation nous n'avons jamais eu occasion de la faire; bien au contraire, nos lits suffiraient à peine si nous admettions indistinctement tous ceux qui demandent l'entrée de l'infirmerie.

Le nombre des accouchements, depuis dix ans, a été, terme moyen, de 9. Ces 91 naissances se divisent de la manière suivante :

Enfants légitimes,	garçons	10
»	filles.	9
Enfants naturels,	garçons.	29
»	filles.	30
»	jumeaux garçons	2

Mort-nés, garçons 5
» filles 6

Tous ces enfants sont nés par les seules forces de la nature. Il est vrai que la plupart des filles ou des femmes qui accouchent en prison ne sont pas primipares. On sait d'ailleurs que celles qui sont habituées au travail, à des exercices actifs, ont des couches moins pénibles que les femmes dont le luxe et la mollesse ont affaibli la constitution[1].

Le tableau qui suit donnera, d'une manière aussi exacte que précise, le chiffre total des journées d'infirmerie et la mortalité des vingt dernières années dans les prisons de Strasbourg.

[1] M. le docteur A. Robert, médecin adjoint des prisons civiles, est chargé de cette partie du service.

ÉTAT indiquant, pour les années désignées ci-après, le nombre des journées de présence, la moyenne de la population par jour, le total des journées d'infirmerie par an, la moyenne de ces journées et le nombre de décès[1].

ANNÉES	NOMBRE des journées de présence.	MOYENNE de la population par jour.	CHIFFRE TOTAL des journées d'infirmerie.	CHIFFRE moyen des malades	DÉCÈS de tous sexes.	OBSERVATIONS.
1846	133,337	365	22,751	62	9	Les chiffres ci-contre ont été pris sur les procès-verbaux des délibérations du Conseil général et sur les statistiques émanées du ministère de l'Intérieur. Il est quelquefois arrivé que ces deux documents n'étaient pas entièrement d'accord ; dans ce cas, c'est au premier que nous avons dû devoir donner la préférence, comme émanant de l'autorité locale la plus facile à vérifier par les lecteurs.
1847	162,334	445	25,312	69	12	
1848	135,575	371	21,805	59	8	
1849	131,302	360	21,269	58	5	
1850	141,003	386	23,216	63	8	
1851	169,168	463	23,210	63	13	
1852	210,355	575	21,309	58	35	
1853	214,922	589	23,401	64	17	
1854	227,180	622	44,530	122	64	
1855	194,623	533	27,784	76	48	
1856	202,929	556	8,753	24	11	
1857	172,963	477	9,269	25	11	
1858	159,422	437	6,385	17	8	
1859	116,732	320	3,204	9	1	
1860	102,644	281	2,931	8	5	
1861	95,953	263	1,819	5	3	
1862	96,521	264	2,373	6	2	
1863	85,046	233	1,642	4	2	
1864	95,088	260	2,276	6	5	
1865	92,544	253	1,947	5	5	

[1] En 1819, M. le ministre de l'Intérieur Decazes nomma une commission spéciale à l'effet de régler le régime de santé des prisons Cette Commission, composée de MM. le marquis d'Aligre, le vicomte de Montmorency, le comte Daru et le docteur Pariset, fit son rapport, par l'organe de ce dernier, à la Société royale des prisons, dans sa séance du 8 juin 1819 : « Dans une prison, dit-il, où les hommes sont aussi « bien tenus qu'ils peuvent l'être partout ailleurs, je veux parler de Bi« cêtre, voici les résultats que nous avons obtenus pour chaque jour de

Depuis 1855 aucune épidémie ne se produisit dans nos prisons si cruellement éprouvées à cette époque. Victime de son dévouement au devoir, le professeur Marchal, alors médecin en chef, deux sœurs de charité, quatre gardiens et plus de cent détenus succombèrent. C'était un spectacle affligeant de voir, pendant quinze mois, cent cinquante à deux cents malades dans des infirmeries à peine faites pour en contenir soixante! Les employés, les sœurs de charité se multipliaient et redoublaient de zèle en présence du fléau. La population de la ville et l'administration s'étaient émues de cette mortalité effrayante. Le Conseil général, dans sa sollicitude, avait voté un premier crédit de 80,000 fr. pour la reconstruction de la Maison de correction, dont l'insalubrité, signalée depuis un grand nombre d'années, paraissait suffisamment démontrée; mais l'état sanitaire étant rentré, vers le mois de mai, dans ses conditions normales, le préfet appliqua à la prison de Saverne cette somme de 80,000 fr., et le département du Bas-Rhin fit une économie de plusieurs centaines de mille francs, en conservant la Maison de correction au lieu de la reconstruire.

Cette épidémie de 1854 et 1855 n'est pas la première de ce genre qui ait été observée dans nos prisons. M. le doyen Ehrmann, chargé autrefois du service médical, dit: « Le typhus se reproduit chaque année dans nos prisons; à différentes époques, et notamment en 1813, 1814 et 1815,

« l'année, et ces résultats sont assez peu variables pour être considérés « comme constants :

« En général, la population a été de 820 personnes;

« Le nombre des malades a été de 80, presque égal au dixième;

« Le nombre des galeux a été de 60, un peu moins que le treizième. »

Les chiffres du tableau ci-dessus, comparés à ceux de Bicêtre, disent la somme des améliorations introduites dans nos établissements pénitentiaires.

il a paru d'une manière épidémique, nous l'y avons vu plus récemment revêtir ce caractère[1]. »

Il est une autre affection, relatée dans l'histoire médicale des prisons, qui prend souvent un caractère épidémique. Je veux parler du scorbut, qui est une véritable détérioration générale de l'économie; le sang, ce liquide vital par excellence, perd ses qualités vivifiantes, en même temps que ses propriétés physiques et chimiques sont défavorablement modifiées. Il s'appauvrit et s'altère profondément par un défaut d'oxygénation et de calorification etc. etc. On sait parfaitement qu'un régime plus animalisé, des aliments légèrement excitants, l'usage du vin, une aération plus saine et plus abondante etc. etc. sont les moyens, employés avec succès, pour triompher du scorbut; mais en raison de la dépense, leur application est difficile, et comment donner aux prisonniers de Strasbourg ou de Haguenau un air meilleur? Quoi qu'il en soit, cette partie du service médical fut examinée avec le plus grand soin; des mesures, que le temps a reconnues efficaces, furent prises, et aujourd'hui une affection considérée, depuis un demi-siècle, comme endémique dans les prisons de Strasbourg, paraît avoir cessé ses ravages. La statistique fournit les renseignements suivants :

De 1845 à 1856 :	scorbutiques . . .	354
	morts	40
De 1856 à 1866 :	scorbutiques . . .	33
	morts	2

A quelle cause faut-il rattacher cette diminution dans le nombre de nos malades? Comment expliquer cet abaissement sensible dans le chiffre de la mortalité?

[1] *Coup d'œil sur l'état actuel des prisons civiles.* Strasbourg 1824.

Le système pénitentiaire actuel, un nombre moins considérable de prisonniers, l'amélioration dans l'état et la distribution des bâtiments, une surveillance active sur tous les services économiques, la bonne qualité des farines et leur manutention dans la prison même, l'autorisation de se procurer à la cantine, plusieurs fois par semaine, de la viande, des légumes frais, des fruits etc., à certaines époques de l'année, la prescription générale d'une boisson hygiénique, l'usage plus fréquent et plus facile des bains, les progrès de la science médicale, notamment dans le traitement des maladies cutanées et syphilitiques etc., sont autant de causes qui ont exercé une heureuse influence sur la santé des détenus.

Il resterait peut-être quelques mots à dire des dépenses, du patronage tant des jeunes détenus que des adultes, ainsi que de la réhabilitation, mais ces considérations auraient dépassé les limites que je m'étais prescrites dans ce petit travail. Tel qu'il est cependant il ne sera pas sans quelque intérêt, je l'espère, pour ceux qui s'occupent des questions pénitentiaires.

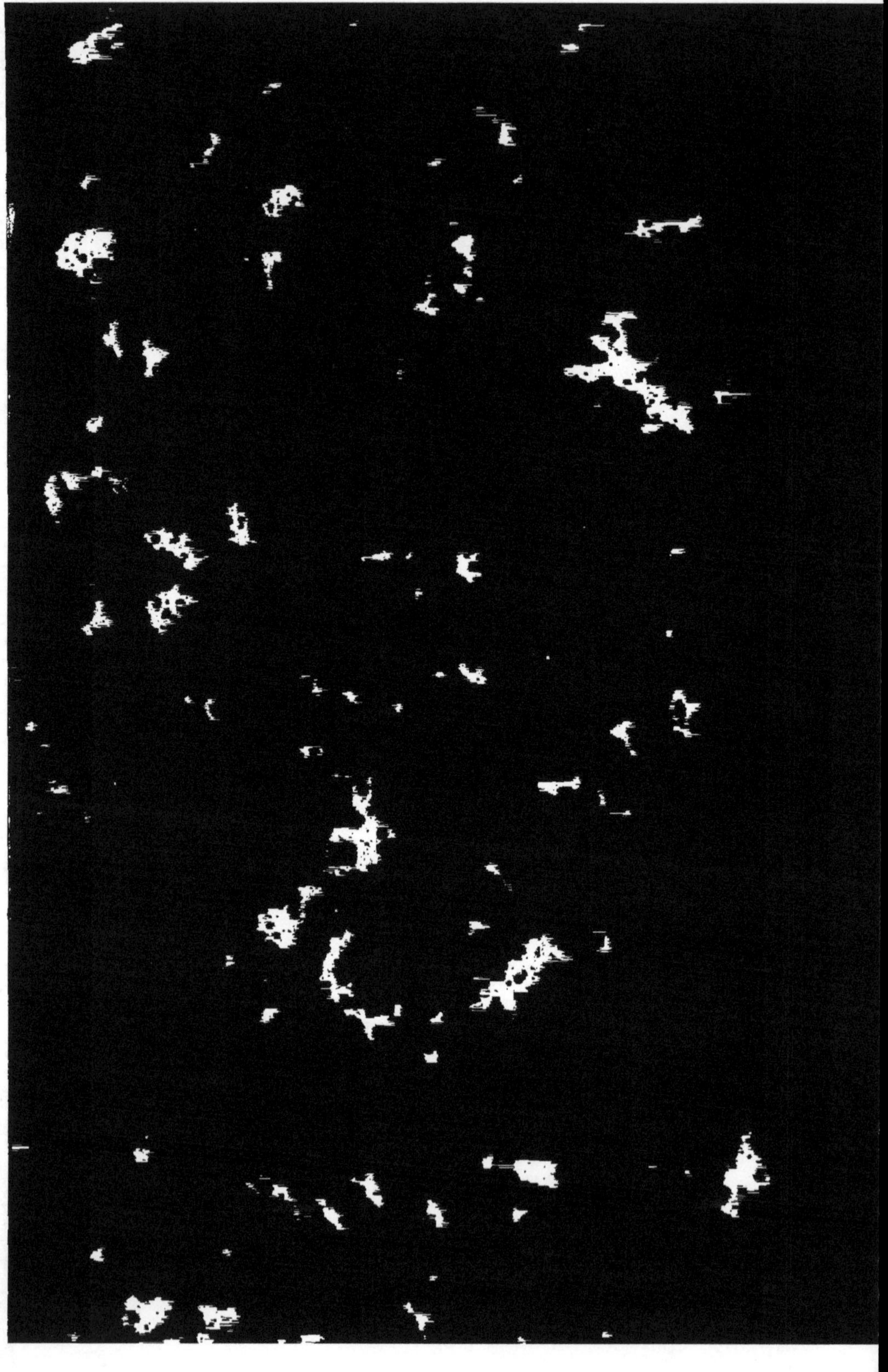

www.ingramcontent.com/pod-product-compliance
Ingram Content Group UK Ltd.
Pitfield, Milton Keynes, MK11 3LW, UK
UKHW020210200726
13856UKWH00004B/1293

9 782011 910288